DE LA PRÉTENDUE DÉGÉNÉRESCENCE PHYSIQUE

DE LA POPULATION FRANÇAISE

COMPARÉE AUX AUTRES POPULATIONS EUROPÉENNES

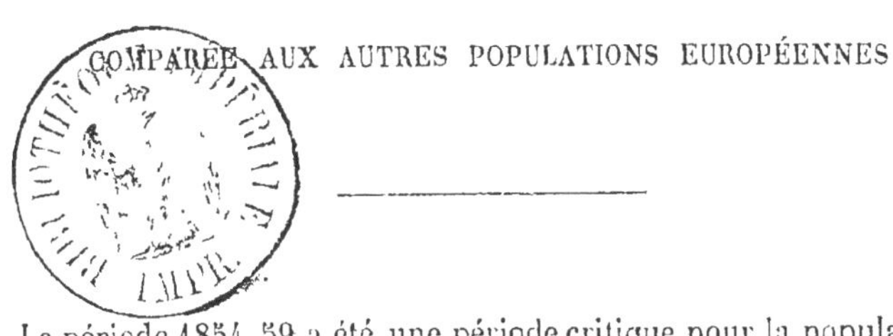

La période 1854-59 a été une période critique pour la population de notre pays. Sous l'influence combinée d'une nouvelle invasion, plus meurtrière que les deux précédentes, de l'épidémie cholérique, d'une série inusitée de récoltes insuffisantes et de deux grandes guerres, les lois qui présidaient à son développement ont suspendu leur action, et une crise s'est produite, qui n'a fini qu'en 1860. A l'époque où cette crise avait atteint sa plus grande intensité, c'est-à-dire en 1854-55, des voix s'élevèrent qui, prenant un fait accidentel pour un résultat définitif, s'empressèrent d'affirmer la dégénérescence de notre race. Cette opinion, d'origine française, eut un immense retentissement à l'étranger, où elle ne rencontra et ne devait rencontrer, en effet, que des adhérents et d'ardents approbateurs. Depuis, malgré des protestations isolées, fondées plutôt sur les instincts du patriotisme que sur l'étude des faits, elle a pris racine dans une foule d'esprits, et, tout récemment encore, des écrivains politiques, auxquels on ne saurait reprocher de ne pas professer le culte du pays, n'hésitaient pas à le considérer comme l'expression d'une vérité admise, incontestée, acquise en quelque sorte à la discussion.

Ces écrivains ont allégué notamment que, d'après les meilleures autorités, d'après les renseignements les plus sûrs, on devait admettre comme démontré :

1° Un accroissement de la mortalité en France ;

2° Une diminution de la vie moyenne;

3° Une diminution de l'aptitude militaire.

Ce sont ces trois assertions que nous voulons examiner à l'aide des documents officiels. Ces documents, préparés à des époques diverses, sous les régimes politiques les plus différents, sont des témoignages d'autant plus sûrs, d'autant plus dignes de foi, qu'ils mettent en lumière, avec une égale franchise, avec la même impartialité, et les résultats favorables et ceux qui ne le sont pas. Ce sont eux, notamment, qui ont révélé naguère l'existence de la crise de 1854-59, la plus grave, à coup sûr, qu'ait subie notre population depuis le commencement de ce siècle.

I. — MOUVEMENT DE LA MORTALITÉ.

Les statistiques officielles divisent en deux périodes les recherches de l'administration sur le mouvement de la population en France : l'une comprenant les 50 premières années de ce siècle, l'autre les 10 années suivantes. Cette distinction, que nous maintiendrons, est uniquement fondée sur les différences, ou, plus exactement, sur les améliorations survenues dans la forme des documents recueillis depuis 1850.

1re *période* (du 22 septembre 1800 au 31 décembre 1850). — Calculée pour dix sous-périodes de 5 ans, la moyenne des décès s'établit ainsi qu'il suit, dans cette première moitié du siècle (chiffres en milliers) :

1800-05	1806-10	1811-15	1816-20	1821-25	1826-30	1831-35	1836-40	1841-45	1846-50	Moyenne annuelle
798.2	736.2	757.8	724.7	732.3	782.5	823.2	799.8	786.0	848.3	778.9

La moyenne annuelle des premières 25 années est de 749,800 ; celle des 25 autres de 807,900.

Il importe, avant toute autre observation, de faire remarquer que : 1° les décès ont été enregistrés avec beaucoup moins d'exactitude dans la première que dans la seconde période ; 2° que celle-ci a vu deux invasions du choléra (1832 et 1849), et une cherté exceptionnelle (1846-47).

Les chiffres absolus ne pouvant donner qu'une idée imparfaite du mouvement des décès, il est nécessaire, pour déterminer le véritable coefficient mortuaire de chaque époque, de rapporter ces chiffres à la population. On obtient alors, par période, le nombre d'habitants ci-après pour 1 décès :

1800-05	1806-10	1811-15	1816-20	1821-25	1826-30	1831-35	1836-40	1841-45	1846-50	Moyenne
34.81	39.72	39.18	41.60	42.03	40.68	39.92	42.19	43.99	41.83	40.59

La moyenne, pour les 25 premières années, est de 39.47, et pour les 25 suivantes, de 41.72 seulement, malgré les mortalités extraordinaires de 1832, 1846-47 et 1849. Il est vrai que la période 1800-25 contient, avec des omissions probablement très-nombreuses, des décès militaires, qui ne se reproduisent pas (au moins sur la même échelle) de 1826

2e *période* (de 1851 à 1860). — Rappelons tout d'abord que cette période a été particulièrement éprouvée par le choléra en 1854 et 1855, par la guerre de Crimée de 1854 à 1856, par la guerre d'Italie en 1859 ; enfin, la même année, par une épidémie meurtrière qui a sévi surtout sur l'enfance.

Si l'on divise ces 10 années en deux sous-périodes d'égale durée, on trouve, pour la première, une moyenne de 41,84 habitants pour 1 décès, et de 42,30 pour la seconde.

Ainsi, depuis le commencement de ce siècle, malgré de fréquentes épreuves, malgré les épidémies, les chertés, la guerre, les crises politiques, toujours suivies d'une suspension prolongée de travail industriel, la mortalité n'a cessé de diminuer en France.

Cette diminution de la mortalité ne se reproduit pas, comme on pourrait le croire, dans tous les États de l'Europe, malgré la vivifiante influence de la paix générale et l'accroissement incontestable de l'aisance publique. Les renseignements qui suivent sur ce point, et qui n'avaient point encore été recueillis dans leur ensemble, appellent un examen tout particulier *Ils sont tous officiels.*

Nous procéderons par ordre alphabétique des noms de pays.

Allemagne. — *a. Prusse.* — La Prusse est l'État européen qui présente au plus haut degré, dans ces dernières années, le phénomène d'une mortalité presque stationnaire. La moyenne des années 1748, 1752, 1778, 1790, 1811 avait été de 30.16 habitants pour un décès; sensiblement plus favorable, celle de la période 1816-1828 s'élève à 35.51. — Mais cet abaissement considérable du chiffre mortuaire est suivi, de 1831 à 1858, d'une recrudescence dont voici l'expression numérique :

Periodes.	Moyennes annuelles.
1831-1843.	32.63
1846-1858.	˙32.50

b. Bavière. — La mortalité est également stationnaire dans ce pays. Son coefficient mortuaire a été, en effet, de 33.9 de 1835-36 à 1839-40; de 34.1 de 1840-41 à 1844-45; de 35 1 de 1845-46 à 1849-50; de 34.3 de 1850-51 à 1854-55; de 34.9 de 1855-56 à 1859-60. Enfin, en 1860-61, il n'a pas dépassé 34.2.

c. Saxe. — Même phénomène dans ce pays. Si nous divisons les années 1827 à 1856 en 6 périodes de cinq ans, nous trouvons les résultats ci-après : De 1827 à 1831, 33.13 habitants pour 1 décès; de 1833 à 1836, 33 35; de 1837 à 1841, 33.11 ; de 1842 à 1846, 33.09; de 1847 à 1851, 33.68; de 1852 à 1856, 34.55. On constate, toutefois, une légère amélioration dans les cinq dernières années.

d. Wurtemberg. — Cet état présente une situation plus favorable. De 1844 à 1847, on avait constaté 1 décès pour 31.56 habitants. Cette proportion s'est modifiée ainsi qu'il suit dans les années suivantes : 1848-52, 32 49; 1853-57, 33.27

e. Hanovre. — De 1 sur 45.08 habitants en 1850-54, le coefficient mortuaire y est monté à 1 sur 42.81 de 1855 à 1859. L'accroissement de mortalité est considérable, mais il peut n'être qu'accidentel.

f. Bade. — Les documents officiels attribuent au grand-duché une mortalité de 1 décès sur 39.9 de 1821 à 1825; de 1 sur 39.25 de 1826 à 1830, et de 1 sur 36.53 de 1852 à 1858. C'est une augmentation sensible.

ANGLETERRE. — Le coefficient mortuaire de ce pays a subi, dans ces vingt dernières années, des oscillations considérables De 1841 à 1845, on y a constaté 1 décès sur 46.8 habitants; de 1846 à 1850, 1 sur 42.9 ; de 1851 à 1855, 1 sur 42.1 ; de 1856 à 1860, 1 sur 46.9, moyenne de la première période.

AUTRICHE. — Les publications officielles sur les mouvements de la population dans cette monarchie en font remonter le relevé à une date trop récente pour qu'il soit possible de constater si la mortalité y suit une marche ascendante ou décroissante. En divisant la période de 1851-58 en deux sous-périodes de quatre années chacune, on trouve, pour la première, 32.02 habitants pour 1 décès et 31.62 pour la seconde. Ces chiffres n'ont qu'un faible intérêt en ce qu'ils s'appliquent à des nationalités très-diverses, dont la mortalité doit varier sensiblement. Mais le calcul de la part de chacune d'elles dans la moyenne générale exigerait des développements qui ne sauraient trouver place dans ce résumé.

BELGIQUE. — L'état sanitaire de cet heureux pays s'est amélioré presque sans relâche de 1810 à 1860. Voici les chiffres mortuaires relevés par périodes de cinq ans de 1841-45 à 1846-60. En 1841-45, 41.1 habitants pour 1 décès; en 1846-50, 38 05; en 1851-55, 44.8; en 1856-60, 45.2 habitants.

ECOSSE. — Le relevé de l'état civil ne remonte, dans cette partie du Royaume-Uni, qu'à l'année 1855. De 1855 à 1861, on a compté en moyenne 48.9 habitants pour 1 décès. Les chiffres mortuaires ont, d'ailleurs, varié ainsi qu'il suit : 48.3 en 1855; 51.9 en 1856 ; 49.5 1857; 48.7 en 1858; 50.6 en 1859; 44.7 en 1860, et 49.2 en 1861 (1).

ESPAGNE. — Les publications officielles sur l'état civil ne compren-

---

(1) Les déclarations à l'état civil n'étant pas plus obligatoires en Ecosse qu'en Angleterre, on peut croire qu'un certain nombre de décès n'y arrive pas à la connaissance de l'autorité.

nent que les années 1858-61. La moyenne dé luite de ces quatre années est de 1 décès pour 36.20 habitants.

HOLLANDE. — Le nombre des habitants pour 1 décès y a été de 37.2 de 1830 à 1839, de 35 6 de 1840 à 1849, de 37.11 de 1850 à 1859. C'est une mortalité à peu près stationnaire.

ITALIE.—a) *États sardes* (anciens).—Le gouvernement n'ayant publié aucun document sur le mouvement de la population au dela de la période 1828-37, nous sommes réduits a citer les chiffres de cette époque. Or, on a compté en moyenne, dans ces 10 années, 1 décès sur 34.29 habitants. D'après un document officiel inséré dans un annuaire, le nombre des décès aurait été de 116,709 en 1853, c'est-à-dire à peu près le même que la moyenne déduite de 1828-37. En tenant compte de l'accroissement de la population, ce serait un décès pour 38.5 habitants. — b) *Naples* (ancien royaume de).—Nous n'avons également, pour ce pays (terre ferme), que des documents d'une date ancienne, les relevés de l'état civil n'ayant point été publiés depuis 1833. De 1818 à 1822, le nombre moyen d'habitants pour 1 décès a été de 33.6 ; de 1823 à 1827, de 35.6 ; de 1828 a 1832, de 22.2 seulement. D'après une communication émanée du bureau de statistique de Palerme, on aurait compté en Sicile, de 1833 à 1835 (3 années), 28.7 habitants pour 1 décès ; de 1843 à 1847, 31.23 ; de 1848 à 1852, 29.82 ; de 1853 à 1856, 26.34. — c) *Toscane* (ancien duché). — Le rapport de la population à la mortalité a varié ainsi qu'il suit dans les 4 périodes décennales ci-après : de 1814 à 1823, 31.40 habitants pour 1 décès ; de 1824 à 1833, 37.74 ; de 1834 à 1843, 36.00 ; de 1844 à 1853, 37 75. La diminution progressive de la mortalité est ici très-remarquable.

PORTUGAL. — Les documents officiels sur l'état-civil sont rares et d'une exactitu le douteuse, surtout ceux qui se repportent aux années antérieures à 1849. La moyenne, pour les 3 années 1849-51, du nombre d'habitants pour 1 décès est de 41.84.

RUSSIE. — a) *Russie proprement dite*. — Les relevés officiels du mouvement de la population de cet empire sont considérés par les statisticiens officiels eux-mêmes comme les moins exacts que l'on recueille en Europe. Nous ne donnons que sous le bénéfice de cette observation le chiffre mortuaire moyen ci-après attribue à la Russie par M. Buschen, un des membres du bureau central de statistique. D'après ce savant (*Russland's Bevolkerung*, 1863), la mortalité moyenne de la Russie européenne (Pologne et Finlande non comprises) serait de 3.43 0/0, ou de 29.15 habitants pour 1 décès Il est à regretter que M. Buschen ait omis d indiquer les années dont cette moyenne a été déduite. Pour nous, nous avons quelques raisons de croire qu'il ne s'agit point ici d'une moyenne, mais des chiffres afférents a 1856, année d'une mortalité relativement très-favorable.

b) Pologne.—De 1840 à 1849, d'après les documents officiels russes, on a compté en Pologne 29.4 habitants pour 1 décès, et 25.02 de 1850 à 1857.

c) Finlande. —Les documents de même origine assignent à ce pays 1 décès pour 30.7 habitants dans l'année de 1856. Nous manquons de renseignements pour les années antérieures et postérieures.

Suisse. — Le mouvement de la population n'est officiellement connu pour les 25 cantons qu'en ce qui concerne les années 1850, 1851 et 1852. La moyenne afférente à la Suisse entière est de 43 habitans pour 1 décès. Cette moyenne varie entre 39 (minimum) dans les cantons d'Argovie, de Zurich et Zug, et 33 (maximum) dans les Grisons. S'il fallait juger de la Suisse entière d'après les relevés de l'etat civil du canton de Glaris, la mortalité y serait à peu près stationnaire depuis le commencement du siècle. Nous trouvons, en effet, pour ce pays, le nombre moyen ci-après de décès pour 100 habitants à diverses époques : de 1803 à 1825, 2.76 ; de 1826 à 1850, 2.78.

Scandinavie. —*a) Danemark* (sans les duchés).—Le chiffre mortuaire. de 1 sur 39.59 habitants de 1801 à 1810, est tombé, après des oscillations diverses, à 1 sur 44 42, de 1850 à 1859.

b) Suède. — C'est un des pays de l'Europe qui ont vu diminuer le plus rapidement leur mortalité. Elle a décru, du milieu du xviiie siècle au milieu du xixe, dans les proportions ci-après. Le nombre moyen annuel des décès pour 100 habitants, de 2 80 dans la période 1751-55 (25 ans), est descendu à 2.61 en 1776-1800 ; à 2.56 de 1801 à 1830 ; à 2.46 de 1831 à 1855. C'est, dans cette dernière période, 1 décès pour 46 3 habitants. On trouve exactement la même proportion dans les cinq années 1851 à 1855.

c) Norvége. — Si les documents officiels sont dignes de foi, c'est-à-dire si le nombre des décès est exactement recueilli dans ce pays, et la population fidèlement recensée, son chiffre mortuaire est le plus faible que l'on constate en Europe et probablement dans le monde entier. De 1836 à 1845 (10 années), on n'y avait compté que 52.93 habitants pour 1 décès ; en 1846-55, ce rapport est encore tombé à 1 sur 55.57.

Le tableau suivant résume par pays et pour la période la plus récente, les rapports qui précèdent. Nous y avons classé les pays par ordre décroissant de mortalité.

Pays.	Periodes ou annees.	Habitants pour 1 décès.	Pays.	Periodes ou annees.	Habitants pour 1 décès.
Norwége.....	1846-1855	55.6	Bade........	1852-1858	36.5
Ecosse......	1855-1861	48.9	Espagne.....	1848-1851	36.2
Angleterre...	1856-1860	46.9	Bavière......	1856-1860	34.9
Suède.......	1851-1855	46.3	Saxe........	1852-1856	34-5
Belgique.....	1856-1860	45.2	Wurtemberg.	1855-1857	33.2
Danemark...	1850-1859	44.4	Prusse.	1846-1855	32.5
Suisse.......	1850-1852	43.0	Naples.	1828-1832	32.2
Hanovre.....	1851-1860	42.8	Autriche.....	1855-1858	31.6
France..... .	1851-1860	42.3	Finlande.....	1856	30.7
Portugal.....	1849-1851	41.8	Russie.......	?	29.1
Etats-Sardes..	1853	38.5	Sicile.	1853-1856	26.3
Toscane.....	1844-1853	37.7	Pologne.....	1850-1857	25.0
Hollande. ...	1850-1859	37.1			

D'après ce tableau, la moindre mortalité se rencontre au nord, mais surtout à l'extrême nord de l'Europe (Belgique, Grande-Bretagne, Hanovre et Scandinavie). L'exception que présentent la Russie et la Pologne semblent indiquer que les différences entre les mortalités européennes touchent à la fois à des questions de race, de climat et de civilisation.

Les pays où le chiffre mortuaire est en voie de diminution, sont la France, le Wurtemberg, la Belgique, le Danemark, la Suède et la Norwége.

Elle paraît être en voie d'augmentation dans le Hanovre, le grand-duché de Bade, en Autriche, en Sicile et en Pologne.

Enfin, elle est à peu près stationnaire en Prusse, en Bavière, en Saxe, dans la Grande-Bretagne et en Hollande.

II. — MOUVEMENT DE LA VIE MOYENNE.

L'accroissement de la mortalité détermine presque nécessairement la diminution de la vie moyenne. Cependant on peut, à la rigueur, se représenter par la pensée une situation dans laquelle cette conséquence ne se produirait pas. Tel serait le cas, par exemple, où une réduction des décès du jeune âge aurait été plus que compensée par une élévation du coefficient mortuaire fourni jusque-là par les âges adultes. Dans cette hypothèse, le nombre total des décès, à population égale, se serait accru; mais la durée de la vie moyenne, ou plus exactement l'âge moyen des décédés, aurait grandi. Et, réciproquement, on pourrait admettre une hypothèse d'après laquelle la mortalité générale aurait diminué, en même temps que la vie moyenne aurait faibli, circonstance qui se produirait nécessairement si la mortalité, quoique réduite, s'était déplacée pour atteindre plus particulièrement le jeune âge.

Nous allons voir que ces deux hypothèses ne se sont pas réalisées en

France, la diminution des décès s'y étant produite à tous les âges, quoique, il faut le reconnaitre, dans des proportions très-différentes.

Si l'on étudie les tables de vie moyenne insérées au onzième volume de la nouvelle série de la *Statistique générale de France*, tables calculées pour les 54 ans de la période 1806-1859 (les nombreuses irrégularités des relevés de l'état civil antérieurs à 1806 n'ayant pas permis d'en faire usage), et si l'on élimine la période exceptionnelle 1855-1859, on trouve que la mortalité pour 100 vivants des âges ci-après, s'est modifiée ainsi qu'il suit, de 1806-1809 à 1850-1854 (1) :

Ages.	1806-1809.	1850-1854
De 0 à 1 an	22.72	18.29
De 5 à 10	1.57	1.13
De 10 à 15	0.72	0.67
De 20 à 25	1.34	1.24
De 60 à 65	4.21	3.45

Ainsi la diminution de l'une à l'autre période a été de 4.43 0/0 pour le premier âge. De 5 à 10, elle n'est plus que de 0.44 ; de 10 à 15, de 0.5 seulement ; de 20 à 25, de 0.10, et de 60 à 65, de 0.76 0/0. Les âges adultes n'ont donc que très-faiblement gagné. Mais, en définitive, on constate ce fait considérable que la mortalité s'est abaissée à toutes les périodes de la vie, contrairement à certaines opinions basées sur un petit nombre de faits observés dans de grandes villes, d'après lesquelles il n'y aurait eu, en France, qu'un simple déplacement de mortalité, les âges moyens et élevés ayant perdu tout ce que l'enfance aurait gagné.

Si l'on examine, séparément pour chaque sexe, le mouvement de la mortalité de 1806-1809 à 1850-1854, on constate les différences ci-après :

Ages.	Diminution de la mortalité	
	masculine.	féminine.
De 0 à 1 an	3.95	4.81
De 5 à 10	0 41	0.47
De 10 à 15	0.08	0.03
De 20 à 25	0.24	0.12
De 60 à 65	0.92	0.60

Ce rapprochement conduit à une observation assez curieuse, c'est que la diminution de mortalité n'a été plus sensible au profit du sexe féminin que dans l'enfance; aux âges supérieurs, l'avantage appartient au sexe masculin.

Quand on étudie la marche de la vie moyenne aux divers âges, dans

---

(1) 1850-1854 est également une période exceptionnelle, puisqu'elle renferme l'année 1854 qui, pour la première fois en France, depuis que les résultats de l'état civil y sont officiellement relevés, c'est-à-dire depuis 1772, a présenté un excédant considérable des décès sur les naissances.

le même intervalle, on constate, malgré quelques oscillations, un progrès constant depuis la naissance jusqu'à 60 ans, et un état à peu près stationnaire à partir de cet âge.

Voici d'abord les faits pour les deux sexes réunis : De 31.7 à la naissance en 1806-1809, la vie moyenne s'est élevée à 36.8 en 1850-1854 ; de 44.3, à 5 ans, à 47.1 ; de 35-11, à 20 ans, à 37.11 ; de 23.9, à 40 ans, à 25.10 ; de 12.5 à 60 ans, à 13.2. Ainsi l'accroissement a été, à la naissance, de 5 ans 2 mois ; à 5 ans, de 2 ans 3 mois ; à 20 ans, de 2 ans, à 40 ans, de 2 ans 1 mois, enfin, à 60 ans, de 11 mois.

Voici, pour chaque sexe séparément, la mesure de cet accroissement :

	Sexe	
	masculin.	féminin.
A 5 ans	4.6	5.9
A 20	2.8	2.11
A 40	1.7	5.5
A 60	1.9	2.3

On voit qu'il a été bien plus considérable pour le sexe féminin à tous les âges, mais surtout aux âges adultes.

Le progrès de la vie moyenne ou de l'âge moyen des décès, tel qu'on le deduit des tables mortuaires, est peu différent de celui qu'on obtient du rapport, aux mêmes époques, de la population aux naissances, rapport qui, comme on sait, est l'expression exacte de la véritable vie moyenne dans les populations complétement stationnaires, et s'en rapproche beaucoup dans les pays où, comme en France, le nombre des naissances est à peu près le même chaque année. Il est donc certain que la vitalité s'est notablement accrue, dans notre pays, depuis le commencement de ce siècle. Les causes en sont nombreuses ; mais on peut considérer comme les plus efficaces : la vaccine, des soins plus intelligents donnés à l'enfance, le développement rapide de l'aisance publique, des améliorations sensibles dans l'hygiène publique et privée, une organisation plus efficace de l'assistance publique, particulièrement au point de vue des services hospitaliers, enfin d'incontestables progrès dans l'art de guérir.

Les comptes rendus du recrutement de l'armée nous offrent un autre moyen de vérifier le progrès de la vie moyenne, en indiquant le nombre de jeunes gens nés dans une année déterminée, qui arrivent à l'âge de 20 ans accomplis. Si on additionne les *classes* de 1820 à 1859 inclusivement, on arrive à un total, pour ces 40 années, de 11,919,254 inscrits. Ce nombre indique les survivants sur un total de 19,586,031 garçons nés 20 années auparavant. C'est 60.85 survivants, à 20 ans accomplis (20 ans 1/2 en moyenne) sur 100 naissances masculines. Ce rapport a oscillé assez notablement dans les huit sous-périodes de cinq années chacune dont se compose la période que nous étudions. Mais, en résumé, de 58.22 en 1820-1824, il a monté à 61.59 en 1855-1859. Il importe, a ce sujet, de savoir que les classes, telles qu'elles sont arrêtées annuellement, ne représentent pas la totalité des jeunes gens arrivés à 20 ans, les listes du recrutement contenant, chaque année, un certain nombre d'omissions, par suite, soit des efforts des jeunes gens pour se soustraire au tirage, soit de la négligence des magistrats municipaux chargés du recensement. Mais il est tenu compte, chaque année, des omis des années précédentes, et ils concourent au tirage de cette même année. Comme les documents officiels indiquent exactement la classe à laquelle ils appartiennent, il est possible de rectifier les listes annuelles. En opérant cette rectification, on trouve que, pour avoir le nombre exact des jeunes gens qui arrivent à 20 ans accomplis, il faut élever de 5 pour 1,000 environ le rapport déduit des classes non rectifiées.

Il n'est pas moins nécessaire de faire remarquer que les fils d'étrangers, qui figurent au total des naissances masculines, ne sont pas inscrits sur les listes de recrutement.

III. — APTITUDE MILITAIRE.

Cette aptitude se constate par le mouvement dans un sens quelconque des exemptés du service : 1° pour insuffisance de taille ; 2° pour maladies, infirmités ou faiblesse de constitution.

a. Le nombre des exemptés pour insuffisance de taille est-il en voie d'augmentation ou de diminution en France? Examinons.

Mais d'abord il est nécessaire de rappeler que, jusqu'en 1830, le minimum légal de la taille avait été de $1^m.570$ (1). En 1830, ce minimum fut accidentellement abaissé à $1^m,540$, probablement avec l'intention de faciliter l'admission dans l'armée des nombreux volontaires qui se présentèrent à la suite de la révolution de Juillet. Mais, à partir de 1831, il a été relevé à $1^m,560$, et n'a pas été modifié depuis.

En rapportant le nombre des exemptés pour défaut de taille à 10,000 *examinés* (2), de 1831 à 1860, on obtient, par période quinquennale, les rapports ci-après :

___

(1) Il était de 5 pieds ou $1^m.625$ sous l'ancienne monarchie. Des Pommettes fait remarquer, à ce sujet (*Tableau de la population de toutes les provinces de France*, 1789), que, bien que le recrutement ne portât annuellement que sur 60,000 hommes pris sur toutes les classes de 16 à 40 ans, *un quart* était habituellement exempté pour insuffisance de taille. « Il y a même des provinces, dit-il, comme la Bretagne, par exemple, où, sur deux hommes inscrits pour la milice, il en a un de renvoyé pour défaut de taille. »

(2) Nous faisons toute réserve sur le sens précis de ce mot, tel qu'il est employé dans le *Compte rendu de recrutement*. En fait, le document officiel range dans cette catégorie un assez grand nombre de jeunes gens qui n'ont pas comparu devant les conseils de révision et par conséquent n'ont été l'objet d'aucun

1831-35..........	875	1846-50..........	705
1836-40..........	775	1851-55..........	630
1841-45..........	705	1856-60..........	613

La diminution, comme on voit, a été régulièrement progressive. Elle est d'ailleurs très-sensible de la première à la cinquième période : 262 ou 427 p. 1,000.

Il ne faudrait cependant pas se méprendre sur la portée de ce résultat et en conclure que la taille s'est accrue en France. Un résultat de cette nature ne peut se produire qu'à une époque encore fort éloignée de nous, c'est-à-dire lorsque la paix et les progrès de l'aisance générale auront ramené (si un pareil résultat est physiologiquement possible) les hautes tailles moissonnées par les guerres de la république et du premier empire. En fait, il ne faut pas se le dissimuler, si un nombre de plus en plus grand de recrues ont une stature égale ou légèrement supérieure au minimum légal, les hautes tailles ont diminué dans la période que nous étudions. Il en est résulté que la *taille moyenne de l'armée*, de 1^m,6563 dans la période 1830-1834, est descendue, par une décroissance à peu près continue, à 1^m,6534. Ce résultat, au surplus, était inévitable à la suite des pertes déterminées par vingt-quatre années de guerres, et de guerres soutenues avec les plus grands effectifs militaires qu'on eût encore mis sur pied.

Mais si les grandes tailles (de 1^m,679 à 1^m,761 et au-dessus) ont diminué, la taille moyenne (de 1^m,679 à 1^m,705) ou taille réglementaire des chasseurs, des hussards et des soldats du génie s'est assez notablement accrue. La part, sur cent recrues mesurées, qui n'était que de 14.91 dans la période quinquennale 1835-1839, s'élève, par une progression continue, à 15.47 en 1850-1854, pour se maintenir à 15 43 en 1855-1859.

Maintenant, la question s'élève de savoir si, en principe, une haute taille est la condition nécessaire d'une constitution robuste, cet élément fondamental de l'aptitude militaire. S'il en est ainsi, les exemptions pour infirmités et faiblesse de constitution auront dû s'accroître dans la mesure de la diminution des grandes tailles.

b. Le nombre de ces exemptions est-il en voie d'accroissement ou de diminution ?

Si nous partageons, comme pour nos recherches relatives à la taille, la période 1831-1860 en six sous-périodes de cinq ans. nous trouvons,

---

examen médical. Le rapport réel des exemptés aux *examinés véritablement* ne peut donc être déterminé, puisque le second terme est inconnu. Mais quand on compare, au point de vue de ce rapport, un certain nombre d'années entre elles, *toute chose étant égale d'année en année*, les coefficients obtenus donnent une idée satisfaisante du changement dont il a pu être l'objet.

pour chacune d'elles, le nombre ci-après d'exemptés pour 10,000 examinés :

1831-35.........	2,767	1846-50.........	2,939
1836-40.........	3,055	1851-55.........	2,621
1841-45.........	3,180	1856-60.........	2,677

Ainsi, on constate, à partir de 1841-45, une diminution sensible dans le nombre des exemptés, diminution dont le maximum se produit dans l'avant-dernière période. L'accroissement constaté en 1856-50 est d'ailleurs insignifiant.

Ici, les chiffres abandonnés à eux-mêmes n'ont pas une valeur suffisante ; il faudrait pouvoir les éclairer par l'analyse des mesures administratives qui ont eu pour but et pour résultat de rendre de plus en plus sévères les conditions de l'examen médical des recrues. Mais elle exigerait des développements qui ne sauraient trouver leur place dans une étude de cette nature. Nous nous bornerons à dire que l'administration a pris, par une série de dispositions successives, les précautions les plus minutieuses pour ne laisser entrer dans l'armée que des hommes d'une santé et d'une constitution irréprochables. L'efficacité de ces dispositions est d'ailleurs démontrée par les documents officiels, qui signalent une diminution sensible des réformes prononcées pour maladies ou infirmités contractées avant l'admission au service. Or, malgré cette rigueur croissante apportée par les conseils de révision dans l'exercice de leurs fonctions, nous venons de constater un affaiblissement notable, à partir de la troisième période, du rapport des exemptés aux examinés.

La diminution des décès sous les drapeaux devait être également la conséquence d'une sévérité croissante dans l'examen de l'aptitude physique. Or, si nous sommes exactement informé, un document officiel fera bientôt connaître que, contrairement à une opinion généralement acceptée, la mortalité de l'armée à l'intérieur n'est pas plus élevée, de nos jours, au moins dans une année normale, c'est-à-dire exempte d'épidémies, que celle de la population civile aux mêmes âges. Ce renseignement, rapproché des résultats d'un travail de M. Benoiston de Châteauneuf, en 1829, sur la mortalité de notre infanterie, des documents apportés à la tribune, à diverses époques, par les généraux Paixhans et Lamoricière, indique un heureux changement dans la santé de nos soldats (1). Toutefois, il serait injuste d'en faire exclusivement honneur

____

(1) Le 2 avril 1846, le général Paixhans affirmait à la tribune que la mortalité militaire était : 1° de 19 p. 1,000 à l'intérieur, et seulement de 13 pour la population civile de 20 à 28 ans; 2° de 64 pour 1,000 dans les corps envoyés de France en Algérie, et 3° en réunissant l'Algérie et l'intérieur, de 28 p. 1,000.

soit à une vitalité croissante de la population générale, soit à un examen médical plus rigoureux des recrues. Elle est encore due. pour une certaine part, aux améliorations introduites dans l'hygiène de l'armee, au point de vue du casernement, de la nourriture, du vêtement et du service hospitalier. Un résultat semblable a, d'ailleurs, été récemment constaté dans l'armée anglaise, à la suite de mesures de même nature.

Nous croyons avoir démontré que l'aptitude militaire de notre race, loin d'avoir faibli, a suivi, dans la première moitié du siècle, un mouvement ascendant très-caractérisé. Des recherches analogues pour les autres races européennes auraient un vif intérêt ; malheureusement, les documents officiels sur la matière sont rares et leur forme diffère quelquefois assez notablement de celle des comptes rendus français. Voici, toutefois, quelques renseignements comparatifs puisés aux sources officielles.

BELGIQUE. — Tous les jeunes gens y sont soumis au recrutement à l'âge de 19 ans accomplis (20 ans en France). La loi reconnaît deux catégories de dispenses pour défaut d'aptitude militaire ; l'une définitive, l'autre provisoire et pour une année seulement (2). De 1842 à 1850, les conseils de révision ont examiné 450,833 miliciens (recrues). Sur ce nombre, 4,244 ont été exemptés définitivement pour insuffisance de taille, et 23,836 pour infirmités ; 56,347 l'ont été provisoirement pour le premier motif, et 25,658 pour le second. Le total des exemptions (définitives et provisoires) a été de 110,085, dont 60,591 pour défaut de taille et 49,494 pour infirmités. C'est, sur 10,000 examinés, 1,344 exemptés pour défaut de taille, 1,098 pour infirmités, et enfin 2,442 pour les deux causes réunies. En France, nous avons vu que, dans la

---

En 1862, année caractérisée, il est vrai, par l'absence de toute épidémie, la mortalité a été :

A l'intérieur, de 9.42 p. 1,000 ;

En Algérie, de 12.21 p. 1,000 (64 p. 100 en 1846, d'après le général Paivhans) ;

En Italie, de 17.69 ;

Le total des décès a été de 3,774 pour un effectif moyen de 372,166 hommes sous les drapeaux. C'est 10.14 pour 100 au lieu de 28 en 1846.

(2) On ne comprend pas que la distinction entre les causes définitives et provisoires d'exemption, que l'on trouve également dans la législation de la Sardaigne et de la plupart des États allemands, n'ait pas été introduite dans la nôtre. Il est certain qu'un très-grand nombre de recrues qui, dans l'année du tirage, n'ont pas la taille réglementaire ou sont atteints d'une maladie qui les dispense du service, pourraient, l'année suivante, avoir toute l'aptitude nécessaire pour être incorporées. On formerait ainsi bien plus facilement les contingents et sans peser aussi lourdement sur la population recrutable.

même période, le rapport des exemptés aux examinés a été, pour la taille, de 705 pour 10,000, et pour les infirmités, de 3,000 en moyenne. La Belgique (en supposant que les conseils de révision y opèrent avec la même sévérité que les nôtres, ce qui est douteux, quand on songe qu'il s'agit du recrutement d'une armée qui ne doit faire qu'un service de garnison à l'intérieur), la Belgique, disons-nous, a un avantage marqué sur nous au point de vue des exemptions pour infirmités. S'il en est autrement, en ce qui concerne la taille, il ne faudrait pas perdre de vue que son minimum légal est, en Belgique, de 1 m. 56, c'est-à-dire supérieure de 1 centimètre au nôtre.

Dans les onze années écoulées depuis, c'est-à-dire de 1851 à 1861, la situation s'est rapidement améliorée en Belgique, comme chez nous, en ce sens que le rapport des exemptions aux examinés est devenu sensiblement plus favorable. En effet, sur 460,155 examinés, 44,722 ou 928 sur 10,000 ont été exemptes provisoirement ou définitivement pour défaut de taille, et 48,358 ou 1,050 sur 10,000 pour infirmités, soit pour les deux causes d'exemptions réunies, un total de 1,978. Pendant cette dernière période, le progres a été tellement sensible, qu'il s'est presque manifesté d'une année à l'autre. C'est ainsi que le total des exemptions pour défaut d'aptitude physique, pour 10,000 examinés, de 2,069 en 1851, est tombé à 2,059 en 1852, à 2,030 en 1853, à 2,030 en 1854, à 1,983 en 1858, à 1,862 en 1859, à 1,753 en 1860, enfin à 1,635 en 1861. Cette diminution est même si régulière et si considérable qu'elle nous paraît exiger une explication en dehors du fait, d'ailleurs facile à comprendre en Belgique comme en France, d'une amélioration progressive de l'état sanitaire des populations, à mesure qu'on s'éloigne de l'époque où le plus grand nombre des mariages étaient contractés par les hommes dispensés du service militaire pour defaut de taille, infirmités et faiblesse de constitution.

Espagne. — Le minimum légal de la taille y est, comme en France, de 1ᵐ,56. Le recrutement comprend les jeunes gens de 20 à 24 ans accomplis. Le rapport des exemptés pour défaut de taille aux examinés a varié ainsi qu'il suit dans les cinq dernières années : 1857, 31.13 0/0. — 1858, 19.59 ; — 1859, 10.91 (?) ; — 1860, 20.07 ; — 1861, 20.69. Si l'on distrait le rapport exceptionnel et tout à fait inexplicable afférent l'année 1859, on trouve que la moyenne annuelle des exemptions pour cette cause est de 22.87 0/0 ou de 2,287 pour 10,000 (635 en France dans la période 1855-1859). Nous n'avons que pour 1861 seulement un renseignement analogue en ce qui concerne les exemptions par suite d'infirmités ou de faiblesse de constitution. Cette année, sur 88,121 examinés, 15.131 ou 1,717 pour 10,000 ont été exemptés par cette double cause.

États sardes (anciens).—Le minimum légal de la taille y est de 1ᵐ,54, soit 2 centimètres de moins qu'en France.— De 1828 à 1837 (il n'a rien ete publié pour les années antérieures), sur 255,169 examinés, 10,755 ou 421 seulement pour 10,000 ont été exemptés pour défaut de taille, et 1,477 pour infirmités et faiblesse de constitution, ensemble 2,898.

Les jeunes gens de 20 ans qui ont une taille inférieure à 1^m,54 sont examinés de nouveau dans les trois années subséquentes. L'admission ou le rejet définitifs ne sont prononcés qu'à la suite de ce nouvel examen.

ALLEMAGNE. — *a) Bavière.* — Nous reproduisons d'après les documents officiels (*Beitræge zur statistik von Bayern*) les résultats du recrutement de 1822 à 1857, au point de vue des exemptions. En divisant les 36 années de cette période en 6 sous-périodes, dont 3 de 8 et 2 de 6 années, on constate les faits ci-après :

	Exemptés sur 10,000 examinés	
Périodes.	pour défaut de taille.	pour infirmités et faiblesse de constitution.
1822-1829	129	2,304
1830-1837	163	2,510
1838-1845	189	2,244
1846-1851	202	2,098
1852-1857	216	2,533

La Bavière nous offre le premier exemple, en Europe, d'un accroissement continu des exemptions pour défaut de taille et d'un nombre d'exemptions pour infirmités supérieur, dans la période la plus récente, à celui de la période la plus ancienne. Mais ici encore se présente la question de savoir si ce dernier fait est réel, ou s'il est le résultat d'une sévérité de plus en plus grande dans les conditions d'admission.

b) Saxe. — Nous trouvons dans le *Journal du Bureau de statistique de Saxe* (année 1866, p. 58 et suivantes) les renseignements ci-après sur les exemptions pour défaut d'aptitude physique de 1826 à 1854. En divisant cette période de 28 ans en 6 sous-périodes dont 5 de 5 ans et la dernière de 3 ans, nous arrivons aux proportions numériques ci-après :

Périodes	Exemptés sur 10,000 examinés, pour		Total.
	défaut de taille.	infirmités.	
1826-1830	»	»	4,938
1831-1836	1,572	3,366	4,938
1837-1841	2,231	3,909	6,140
1842-1846	2,494	4,182	6,676
1847-1851	1,722	4,330	6,052
1852-1854	1,473	5,253	6,726

En présence de ces fortes et brusques alternatives d'accroissement et de diminution, il peut être permis de suspecter la valeur statistique du document que nous analysons. En le supposant exact, il suggère les trois observations suivantes : 1° la diminution survenue de la première à la deuxième période est trop considérable pour qu'on puisse l'attribuer à une amélioration survenue dans l'aptitude physique des générations qui ont suivi les cinq précédentes. Elle a probablement son explication dans quelque mesure administrative que les documents officiels ne font pas connaître ; 2° à partir de la seconde période, un accroissement très-rapide se manifeste qui, après une interruption marquée de 1847 à 1851, atteint son apogée en 1852-1854 ; 3° cet accroissement porte exclusivement, à partir de la quatrième période, sur les cas d'exemptions pour infirmités. En résumé, de 1852 à 1854, le total des exemptés s'est élevé à 6,726 pour 10,000, tandis qu'en France, il n'a pas dépassé, dans les mêmes années, 3,204.

Les documents officiels font, en ce qui concerne les admissions, une distinction qui n'est pas sans importance, en ce sens qu'elle prouve que l'armée saxonne ne se recrute pas exclusivement avec des hommes de choix. En effet, la loi reconnaît deux catégories de recrues, les uns ayant l'aptitude militaire complète (*tuchtigen Mannschaften*) ; les autres ne l'ayant pas au même degré (*minder tuchtigen Mannschaften*) et destinées probablement à un service moins actif que les premiers. Or, il est probable que tout ou partie des hommes de cette seconde catégorie n'aurait pas été admis en France.

En Saxe, le recrutement ne porte que sur les jeunes gens de vingt ans accomplis. Le minimum de la taille est le même qu'en Prusse (1^m,621).

c) *Prusse.* — En Prusse, le recrutement annuel porte d'abord sur les jeunes gens de 20 ans accomplis, puis sur les recrutables de 21, 22, 23 et 24 ans, sur lesquels il n'a pas été statué définitivement dans les années précédentes. Il résulte de la réunion de ces deux catégories des classes numériquement très-fortes. C'est ainsi que celle de l'année la plus récente pour laquelle nous ayons des documents officiels (1854), s'est élevée à 441,236. Les exemptions sont, comme en Belgique et dans les anciens États sardes, définitives et provisoires. Ces dernières sont accordées à ceux que des maladies, une constitution débile ou une insuffisance de taille ne permettent pas d'admettre immédiatement au service, mais qui peuvent acquérir, dans les quatre années suivantes, l'aptitude nécessaire. Il en résulte, par exemple, que les exemptions pour insuffisance de taille ne sont prononcées qu'à l'expiration de la vingt-quatrième année accomplie, la loi supposant que cette insuffisance peut disparaître dans un intervalle de quatre années.

Si, aux deux catégories d'exemptions (qui, en France, se confonnt en une seule), on réunit les hommes jugés bons seulement pour un *service de garnison à l'intérieur*, et qui seraient exemptés en

France, on trouve pour 10,000 examinés (déduction faite des absents) (1), le nombre d'exemp tés ci-après dans les années qui suivent :

	1851.	1857.	1840.	1845	1846	1849.	1852.	855.	1854.
Infirmités.	4,393	4,013	4,375	4,313	4,433	4,122	4,608	4,679	4,655
Défaut de taille. .	2,055	2,945	2,989	2,956	2,746	2,766	2,604	2,762	2 861
Total.	6,448	6,958	7,364	7,272	7,179	6,888	7,212	7,441	7,516

Ce tableau indique : 1° qu'après des oscillations, le nombre des exemptions pour infirmités et faiblesse de constitution s'est accru en partir de 1849 ; 2° qu'une légère diminution s'est produite dans les exemptions pour défaut de taille dans les cinq dernieres années par rapport aux trois précédentes.

Il n'aura pas échappé, d'ailleurs , que le rapport ci-dessus des exemptions aux examinés est le plus élevé que nous ayons encore constaté.

d) Wurtemberg. — Les documents officiels (*yahrbücher des Kœnig. statist. Bureau*) font connaître : 1° le nombre des jeunes gens parvenus à leur vingtième année, de 1834 à 1857 ; 2° les résultats du recrutement, pour la même période, en ce qui concerne le nombre des admissions et celui des exemptions pour défaut de taille et pour infirmités.

Nous avons vu qu'en France, sur 100 garçons nés vingt ans auparavant, le nombre des survivants à l'âge du recrutement (vingt années accomplies), de 58.22 dans la période 1820-1824, s'est élevé, après des oscillations diverses, à 64.59 de 1855 à 1859 (classes non rectifiées). Nous trouvons un résultat opposé en Wurtemberg. Voici, en effet, par périodes quinquennales (moins la dernière qui n'est que de quatre ans), le nombre des jeunes gens arrivés, dans ce pays, à l'âge du recrutement (vingt années accomplies comme en France) :

1834-1838.	1839-1843.	1844-1848.	1849-1855.	1854-1857.
48.35	53.08	51.04	48.7	40.74

Ainsi, toutes les générations qui se sont succédé à partir de la période 1839-1843 , quoique conçues apres la paix générale, c'est-a-

---

(1) Le nombre des individus qui, en Prusse, échappent au recrutement par l'émigration, est très-considérable. En 1854, il s'est élevé à 84,406, c'est-à-dire au cinquième environ de la classe entière. En France, le nombre des absents oscille entre 1,500 et 2,000, et ne forme ainsi en moyenne que la cent deuxième partie des examinés. Aussi, dans le calcul du rapport des exemptés aux examinés, en Prusse, avons-nous cru devoir éliminer les absents pour plus d'exactitude dans les éléments de la comparaison entre les deux pays.

dire dans des conditions en apparence plus favorables que les précédentes, n'ont pas eu la même vitalité.

Toutefois, nous allons voir qu'on ne constate pas un résultat analogue en ce qui concerne l'aptitude militaire, déterminée d'après le nombre des exemptions pour insuffisance de taille et infirmités.

Au point de vue des exemptions pour défaut de taille, les documents officiels distinguent entre deux périodes : l'une s'étendant de 1834 à 1843 ; l'autre, marquée par l'abaissement du minimum réglementaire de la taille, de 1844 à 1857. Si l'on divise la première en deux sous-périodes de cinq années, on trouve que, sur 10,000 examinés, 1,752 en moyenne ont été exemptés de 1834 à 1838 et 1,791 de 1839 à 1843. A la suite de l'abaissement du minimum légal, on voit les exemptions de cette nature diminuer de plus de moitié. En effet, leur moyenne tombe à 748 de 1844 a 1850, et à 544 de 1850 à 1857.

En ce qui concerne les exemptions pour infirmités et faiblesse de constitution, on constate, pour 10,000 examinés, les résultats ci-après par période quinquennale :

1834-1838.	1839-1843.	1844-1848	1849-1853	1854-1857.
4.067	4,209	4,440	3,610	4,270

Ainsi les exemptions pour infirmités, après s'être accrues sans relâche pendant quinze années, diminuent sensiblement dans les cinq années suivantes, mais pour se relever non moins sensiblement dans la suivante.

Ces oscillations, si elles n'ont pas pour cause des mesures administratives qui auraient eu pour résultat, tantôt de tempérer, tantôt de stimuler le zèle des conseils de révision, semblent indiquer, dans les générations provenant des conceptions d'un certain nombre d'années, caractérisées peut-être, soit par des chertés, soit par des crises industrielles, ou, au contraire, par une certaine prospérité, des conditions sanitaires notablement différentes. Ce serait, au surplus, une étude pleine d'intérêt que celle de l'influence d'une situation économique plus ou moins favorable, dans l'année des conceptions, sur la vitalité et la bonne conformation, à vingt ans, des générations qui en son issues.

Autriche. — D'après M. le professeur Vappœus (*Allgemeine Bevolkerung Statistik*, t. II, p. 139), qui omet d'indiquer ses sources, le recrutement des années 1857 et 1858 aurait porté sur 2,251,555 inscrits (y compris probablement les jeunes gens renvoyés, comme en Prusse, pour examen ultérieur, de la 20e à la 24e année). En déduisant de ce nombre 153.559 absents, avec ou sans permission, et 113,216 émigrés ou décédés, il restait à examiner 1,984,780 jeunes gens. De ce nombre, 278,305 ou 1,402 pour 10,000 ont été exemptés pour défaut de taille et 718,409 ou 3,620 pour 10,000 pour infirmités et faiblesse de constitution. En réunissant à ce dernier nombre 21,822 malades, soignés à l'hôpital et soumis à la suveillance de l'autorité militaire, qui, en France, auraient été probablement exemptés, on a un total de 740,231 individus impropres au service militaire ou 3.729 pour 10,000; c'est en joignant les deux causes d'inaptitude, 5,131 exemptés pour 10,000 examinés.

La monarchie autrichienne comprenant des nationalités ou races très-diverses, ces résultats généraux ou d'ensemble n'ont qu'un faible intérêt. Mais nous trouvons dans le *Statistiches handbuchlein fur die œsterr. Monarchie* de M. le baron de Czœrnig, ouvrage que l'on peut considérer comme officiel, des renseignements sur les résultats du recrutement dans chaque gouvernement pendant les quatre années de la période 1856-1859. Ces renseignements s'appliquent aux recrues de 20 ans accomplis ou de la première classe d'âge.

En prenant une moyenne annuelle, déduite des quatre années de la période, on arrive, pour les principales nationalités, aux résultats ci-après :

Dans les provinces où domine l'élément allemand (Autriche de l'Ems inférieur et supérieur, Salzbourg, Styrie, Carinthie et Silésie), il a été examiné médicalement, en moyenne, 79.6 recrues sur 100 inscrits. Sur ce nombre, 20.4 seulement ou 25.6 0/0 ont été déclarés bons pour le service.

Dans les provinces où domine l'élément slave (Carniole, Bohême, Moravie, Dalmatie, Croatie et Slavie, Gortz, Gradisca et Istrie), de 70.1 individus examinés sur 100 inscrits, 20.31 ou 28.9 0/0 ont été admis.

Dans la province polonaise de la Gallicie, 81.9 pour 100 recrues ont été examinées et 11.1 ou 13 8 0/0 admises.

Dans les provinces italiennes (royaume lombardo-vénitien), sur 69.5 examinés, 23.9 ou 34.4 0/0 ont été admis.

Dans les provinces où domine l'élément magyare (Hongrie, Transylvanie, Vaivodie serbe et Banat de Temeswar), sur 71.6 examinés, 18.9 ou 26.4 0/0 ont été admis.

Le tableau ci-après résume ces renseignements (admissions, 51 p. 100 examinés) :

			Provinces			
allemandes.	slaves.	polonaises.	rutheniennes	italiennes.	magyares	Moyenne générale.
25.6	28.9	13.8	18.4	34.4	26.4	24.6

Ainsi, ce sont les provinces italiennes qui, à nombre égal d'examinés, fournissent le plus, et la Gallicie le moins de recrues aptes au service. Il peut être utile de faire remarquer, à ce sujet, qu'en prenant pour élément d'appréciation le produit de l'impôt, l'Italie autrichienne est au sommet et la Pologne autrichienne aux degrés inférieurs de l'échelle de la richesse publique. N'oublions pas que la proportion de 2,460 admis ou de 7,540 rejetés sur 10,000 est déduite des examinés médicalement et non de l'ensemble des examinés connus dans les autres États ci-dessus. Il est donc naturel que le coefficient d'aptitude au service militaire paraisse sensiblement moins favorable en Autriche.

SCANDINAVIE. — *Danemark.* — D'après un document officiel cité par M. le professeur Vappœus (*opere citato*), sur 56,512 examinés de 1852 à 1856 inclusivement, il en aurait été exempté 8,509 pour défaut de taille ou 1,860 sur 10,000 et 18,457 ou 3,288 sur 10,000 pour infirmités ou faiblesse de constitution; en tout, 5,148.

Si l'on rapproche (sous le bénéfice des observations dont nous les avons accompagnés) les renseignements qui précèdent sur l'aptitude militaire comparée des divers pays objet de cette étude, on trouve les résultats ci-après :

Pays.	Périodes ou annees.	Impropres au service pour 10,000 examines.		
		pour défaut de taille	pour infirmités et faiblesse de constitution.	Total
France.........	1856-60	613	2,677	3,290
Belgique........	1851-61	928	1,050	1,978
Espagne........	1857-61	2,267	1,717	4.004
États sardes. ..	1828-37	421	1,477	2,898
Bavière........	1852-57	416	2,533	2,949
Saxe...........	1852-54	1,473	5,250	6,726
Prusse........	1854	2 861	4,655	7,516
Autriche........	1856-58 (1)	1,402	3,729	5,131
Danemark.	1852-56	1,860	3,288	5,148

S'il était possible d'affirmer (et nous avons des doutes graves sur ce point) que le nombre des examinés, dans les divers pays ci-dessus, se compose exactement des mêmes catégories d'individus, et que, par conséquent, les rapports des exemptés aux examinés expriment des valeurs entièrement semblables, la France ne viendrait qu'au quatrième rang en ce qui concerne le total des exemptions.

La comparaison qui précède, au point de vue des exemptions pour défaut de taille, n'aurait d'intérêt que si le minimum réglementaire était le même partout. A défaut de cette identité c'est sur la seconde catégorie des exemptions, dont les causes ne peuvent beaucoup varier, que l'attention doit surtout se porter. Or, à ce point de vue, la France

---

(1) Document Vappœus.

ne paraît occuper que le cinquième rang. La Prusse et la Saxe sont
au dernier.

Nous avons à peine besoin de rappeler, comme une autre cause d'er-
reur dans les comparaisons qui précèdent, les differences qui doivent
certainement exister dans l'appréciation de l'aptitude militaire par les
divers conseils de révision de l'Europe, différences dont la constatation
statistique est impossible. Qu'il nous suffise de dire qu'à ce point de
vue, la France a atteint la limite de la sévérité possible, puisque l'admission dans l'armée d'un homme impropre au service expose a une
responsabilité pécuniaire l'officier de santé auquel cette admission est
due.

IV. — DES MORT-NÉS EN FRANCE ET EN EUROPE

Il est un dernier fait par lequel les partisans de la dégénérescence
physique de notre population entendent justifier leur opinion; c'est
l'accroissement des *mort-nés*, c'est-à-dire des enfants decédés avant,
pendant ou peu après l'accouchement.

Voyons encore ce que nous enseignent sur ce point les documents
officiels.

Et d'abord, cette question des mort-nés est essentiellement moderne.
Elle n'a guère été soulevée que depuis un petit nombre d'années;
jusque-là les mort-nés avaient été, dans le plus grand nombre de pays,
ou complétement éliminés des naissances et des décès (comme en Angleterre par exemple), ou confondus, soit parmi les naissances, soit
parmi les décès. Il en résulte que les documents sur la matière sont
le plus souvent assez récents.

Nous allons, toutefois, les analyser pour en préciser ensuite la signi-
fication et la portée.

En France, les mort-nés n'ont été recueillis avec quelque exactitude
qu'à partir de 1851, et il n'est guère possible d'avoir une entière con-
fiance dans les résultats publiés officiellement qu'à partir de 1855. Cette
observation était nécessaire pour l'appréciation des données numériques qui suivent :

Periodes.	Mort-nés pour 100 naissances (mort-nés compris)
1851-55................	3.94
1856-60................	4.30

L'accroissement est-il réel? n'est-il qu'apparent? ne faut-il l'attribuer qu'à une exécution de plus en plus fidèle des instructions de l'administration supérieure et des précautions de plus en plus grandes
qu'elle a prises, dans ces dernières années, pour assurer la connaissance
exacte de cette catégorie de décès? Au premier aspect, le doute au

moins est permis. Il est assez difficile, en effet, d'admettre, alors que l'art des accouchements a fait des progrès sensibles, que les sages-femmes diplomées ont remplacé à peu près partout les *matrones* d'autrefois, qu'il y ait un plus grand nombre de décès d'enfants pendant ou peu après la délivrance.

On répond, il est vrai, que les mort-nés sont plus nombreux dans les naissances naturelles que dans les naissances légitimes, et que les premières s'accroissent sans relâche. Mais la premiere partie de cette allégation est seule vraie, le rapport des naissances naturelles au total des naissances n'ayant que très-peu varié dans la dernière période décennale, puisqu'il s'élevait à 7.19 sur 100 en 1851, et à 7.24 en 1860, après avoir été de 7.24 en 1852 et de 7.11 en 1855. Toutefois, la réponse la plus décisive à l'objection est, dans ce fait, que l'accroissement des mort-nés a porté surtout sur les naissances légitimes.

Maintenant, cet accroissement (que nous voulons considerer comme réel) s'est-il ou non produit dans d'autres pays?

En Belgique, sur 100 naissances totales (mort-nés compris), on a compté, de 1851 à 1855, 4.44 mort-nés, et de 1856 à 1860, 4.59. Constatons ici deux faits : 1° l'accroissement de cette catégorie de décès, accroissement moins considérable qu'en France, il est vrai, mais très-probablement par cette raison que le relevé exact des mort-nés remonte, en Belgique, à une époque déjà ancienne ; 2° un nombre proportionnel plus considérable (et sans doute par la même raison) de mort-nés en Belgique. Et cependant on n'y considère comme mort-nés et on n'y enregistre comme tels que les enfants réellement venus morts au monde, tandis qu'en France on confond en une seule et même catégorie et ces enfants et ceux qui ont survécu au moins trois jours à l'accouchement.

En Hollande, sur 100 naissances totales, on a compté 4.97 mort-nés de 1850 à 1854 et 5.15 de 1855 à 1859. L'accroissement est ici aussi rapide que dans notre pays, et le rapport aux naissances plus élevé. Cependant la Hollande, comme la Belgique, n'enregistre que les mort-nés proprement dits.

En Prusse, le rapport, de 3.71 en 1849, s'élève, par une progression presque continue, et pour les mort-nés proprement dits, a 4.27 en 1859.

En Bavière, il monte, par une progression régulière, de 2.92 dans la période 1835-1836 à 1839-1840, à 3.44 en 1860-1861 (enfants venus *morts* au monde).

En Suède, de 2.49 de 1816 à 1820, il grandit jusqu'à 3.25 de 1851 à 1855 (même observation).

En Danemark (sans les duchés), de 3.62, de 1811 à 1820, il atteint 3.93 de 1821 à 1840, et 4.50 de 1850 à 1854.

En Norvége, il est de 3.84 de 1836 à 1846, et 4.08 de 1856 à 1855.

. En Suisse, il est, dans le canton de Zurich, de 3.77 de 1827 à 1830 et de 4.19 de 1856 à 1858. — Dans le canton de Saint-Galles, de 3.2 de 1816 à 1820, et de 4 6 de 1851 à 1854. — Dans le canton de Thurgovie, de 4.1 en 1811-1820, et de 4.8 de 1851 à 1858.

On ne trouve d'exception que pour la Saxe, où il n'a varié que d'une fraction insignifiante de 1847-1851 (4 53) à 1852-1856 (4.48).

Ainsi on peut considérer comme très-probable, si ce n'est comme absolument certain, le fait d'un accroissement général de ces décès en Europe.

Ceci admis, quelle peut être la cause d'un pareil phénomène? Pour notre pays, des explications diverses ont été proposées par des médecins, des administrateurs, des moralistes et des physiologistes. D'après les premiers, il faudrait l'attribuer à l'emploi de plus en plus général, dans les accouchements, du seigle ergoté, substance dangereuse et dont l'abus provoque les plus graves accidents. Les administrateurs ont pensé que le fait était dû à cette circonstance que, depuis quelques années, pour sauvegarder leur responsabilité vis-a-vis de la justice, les accoucheurs et sages-femmes déclarent a l'état civil, non plus seulement, comme autrefois, les mort-nés venus à terme, mais encore les si nples fœtus. Ils sont encore d'avis que, par suite d'une sollicitude croissante pour les nouveau-nés, les parents ont une tendance marquée à laisser sans exécution la disposition de la loi qui prescrit la déclaration dans les trois jours de la naissance. Il en résulte, disent-ils, qu'un assez grand nombre d'enfants qui eussent été déclarés vivants à l'état civil, si la loi avait été obéie, sont, dans le cas contraire, présentés morts et inscrits aux mort-nés.

A entendre les moralistes, le fait qui nous occupe devrait être attribué à des avortements nombreux, fruits de coupables manœuvres dans le but de se soustraire ou aux sévérités de l'opinion, s'il s'agit de conceptions naturelles, ou aux charges de la famille, en cas de conceptions légitimes. Ces avortements, dans l'opinion de plusieurs d'entre eux, se seraient surtout accrus depuis la fermeture des tours, qui ne permet plus aux filles-mères de dérober à tous les yeux le secret de leur faiblesse.

Enfin, les physiologistes ou partisans de la décadence physique de la race veulent y voir la preuve d'une sorte d'inaptitude croissante de la femme à conduire jusqu'à son entier et complet développement le germe des générations futures.

Nous accepterions tout ou partie de ces explications, si le phénomène qui nous occupe était limité à notre pays. Mais nous venons de démontrer qu'il a un caractère de généralité qui ne permet pas d'en chercher la cause dans des circonstances locales. Pour nous, dans l'état actuel de la question, alors que les observations recueillies jusqu'à ce jour peuvent être considérées comme insuffisantes, il nous paraît prudent d'ajourner tout jugement jusqu'à ce que l'enquête ouverte depuis peu d'années, sauf dans quelques pays, ait donné des résultat plus complets et plus concluants.

V. — RÉSUMÉ ET CONCLUSIONS

Nous voici au terme de cette étude. Si nous ne nous faisons illusion, nous croyons avoir démontré :

1° Que la mortalité relative est en voie régulière de diminution en France ;

2° Que le chiffre de cette mortalité est un des plus faibles que l'on constate en Europe ;

3° Que la durée de la vie moyenne, mesurée par l'âge moyen des décédés et par le rapport de la population aux naissances, s'est constamment accrue en France, sauf une courte intermittence motivée par la coincidence de plusieurs fléaux réunis, de 1854 à 1859 ;

4° Que l'accroissement de l'aptitude militaire de notre pays est démontré par la diminution des exemptions pour défaut de taille, et, ce qui est plus caractéristique, des exemptions pour infirmités et faiblesse de constitution ;

5° Que, dans la supposition (très-contestable) de la parfaite exactitude du terme de comparaison que nous avons pris entre les divers pays qui font connaître les résultats de leur recrutement, la race qui peuple notre sol n'a pas à rougir de la place qu'elle occupe en Europe au point de vue de l'aptitude physique ;

6° Que si le rapport des mort-nés au total des naissances paraît s'accroître en France, d'une part, ce fait n'est pas encore suffisamment demontré ; de l'autre, on le rencontre dans le reste de l'Europe. A ce point de vue, il paraît devoir s'expliquer par des circonstances qui n'ont rien de commun avec la décadence physique de la race.

A. LEGOYT.

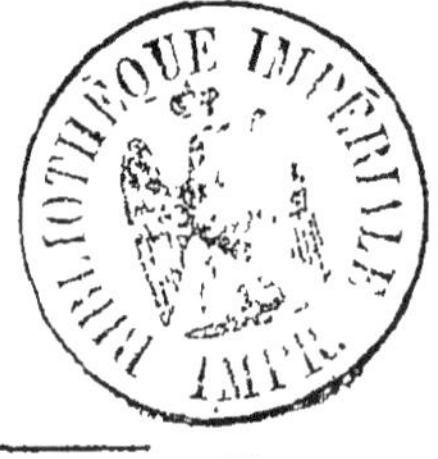